APPRENDRE À MAXIMISER VOTRE MÉTABOLISME

PERDRE DU POIDS EN ACCÉLÉRANT LA COMBUSTION DES CALORIES, PERDRE DU POIDS RAPIDEMENT AVEC UN MÉTABOLISME BASAL ULTRA-PUISSANT

Jessy M. Brown

Table des matières

Introduction : Métabolisme

Certaines personnes considèrent le métabolisme comme un type d'organe, ou une partie du corps, qui influence la digestion.

En fait, le métabolisme ne fait pas partie du corps.

Le métabolisme est le processus de transformation des aliments (p. ex., nutriments) en carburant (p. ex., énergie). Le corps utilise cette énergie pour accomplir un large éventail de fonctions essentielles.

En fait, votre capacité à lire cette page est déterminée par votre métabolisme.

Si vous n'aviez pas de métabolisme, vous ne pourriez pas bouger.

En fait, bien avant que vous ne réalisiez que vous ne pouviez pas soulever un orteil ou un pied, vos processus internes se seraient arrêtés, car les composants de base de la vie - la circulation sanguine, la transformation de l'oxygène en dioxyde de carbone, l'expulsion des déchets potentiellement mortels par les reins, etc. - tout dépend du métabolisme.

Bien que nous considérions notre métabolisme comme une fonction unique, c'est en fait un terme fourre-tout pour une myriade de fonctions qui se déroulent dans le corps. Chaque seconde de chaque minute de chaque jour de votre vie, de nombreuses conversions chimiques se produisent par métabolisme ou fonctionnement métabolique.

D'une certaine façon, le métabolisme a été décrit comme un processus d'harmonisation qui permet d'atteindre deux fonctions corporelles critiques qui semblent en désaccord l'une avec l'autre.

> *Anabolisme et catabolisme*

Notre corps crée continuellement de

nouvelles cellules pour remplacer les cellules mortes ou dysfonctionnelles. Par exemple, si vous vous coupez le doigt, votre corps commence le processus de création de cellules cutanées pour coaguler le sang et commencer le processus de guérison instantanément. Ce processus de création est une réponse métabolique, et il est appelé anabolisme.

D'autre part, il y a l'activité exactement opposée qui a lieu dans d'autres parties du corps. Au lieu de construire des cellules et des tissus, le corps décompose l'énergie pour que le corps puisse fonctionner.

Par exemple, à mesure que vous faites de l'exercice, votre température corporelle augmente et votre fréquence cardiaque augmente. Lorsque cela se produit, votre corps a besoin de plus d'oxygène et votre respiration augmente. Si votre corps ne pouvait pas s'adapter à ce besoin accru en oxygène, vous vous effondreriez. Et tout cela nécessite une puissance supplémentaire.

En supposant que vous n'exagérez pas, votre corps commencera à transformer les aliments en énergie dans un processus métabolique appelé catabolisme.

Son métabolisme est un processus constant qui fonctionne de deux façons apparemment opposées : l'anabolisme utilise l'énergie pour créer des cellules et le catabolisme décompose les cellules pour créer de l'énergie.

Le métabolisme est un harmonisateur. Il réunit deux fonctions apparemment opposées et le fait d'une manière optimale qui permet au corps de créer des cellules au besoin et de les décomposer, encore une fois au besoin.

Métabolisme et perte de poids

Commençons par les calories : *Que sont les calories ?*

Les calories sont simplement des unités de mesure, pas des choses réelles. Ce sont des étiquettes comme un pouce qui n'est vraiment rien, mais qui mesurent la distance entre deux points.

Que mesurent donc *les calories ?*

Réponse : *Énergie.*

Votre corps crée de l'énergie à partir des aliments que vous mangez, qu'ils soient sains ou non. Créez de l'énergie à partir de fruits et de légumes en utilisant le même procédé que vous utilisez pour créer de l'énergie à partir de barres de chocolat et de bonbons.

Bien que vous sachiez qu'il est préférable que votre corps tire son énergie des fruits et légumes, votre corps n'évalue pas les aliments. Il crée de l'énergie à partir de tout ce que vous lui donnez.

Ça a l'air étrange, mais le corps s'en fiche. Pour le corps, l'énergie est énergie. Vous avez besoin de tout ce que vous pouvez obtenir et vous ne savez pas vraiment si certains aliments sont plus sains que d'autres. C'est comme un broyeur d'ordures : il prend ce que vous posez sur le sol, qu'il tombe ou non.

Alors appliquons ceci au gain de poids et au corps. Quand le corps reçoit une calorie, il doit faire quelque chose avec cette énergie. Si une carotte ajoute 100 calories à votre corps, vous devez accepter ces 100 calories. Il en va de même pour les 200 calories des barres de chocolat et des bonbons.

Le corps fait l'une de deux choses avec l'énergie, ou la métabolise par anabolisme, ou la métabolise par catabolisme. Autrement dit, soit il convertit l'énergie (calories) en cellules/tissus, soit il utilise cette énergie (calories) pour décomposer les cellules.

Lorsqu'il y a un excès d'énergie et que le corps ne peut pas l'utiliser pour répondre aux besoins du moment, il sera forcé de créer des cellules avec cette énergie supplémentaire. Il doit le faire.

Vous ne le voulez pas nécessairement, mais après avoir réalisé que l'énergie ne peut pas être utilisée pour faire quoi que ce soit (comme faire de l'exercice ou digérer de la nourriture), vous devez la transformer en cellules par anabolisme.

Et ces cellules supplémentaires ? Ouais, tu l'as deviné : ça a pris du poids.

Bref, toute la question des calories, du métabolisme et de la prise de poids est en fait une question d'excès d'énergie. Quand il y a trop de calories dans le corps, elles se transforment en graisse.

Parfois, ces calories supplémentaires se

transforment en muscle. En fait, les muscles ont besoin de calories pour maintenir leur masse, de sorte que les personnes ayant un tonus musculaire fort brûlent des calories sans rien faire ; leur métabolisme les brûle pour eux.

C'est la raison principale pour laquelle l'exercice et la musculation font partie d'un programme général pour stimuler votre métabolisme. Plus vous avez de muscle maigre, plus il y a d'endroits où l'excès de calories peut aller avant qu'elles ne se transforment en graisse.

> ### *Quelque chose de plus à propos des cellules graisseuses*

On dit que les cellules graisseuses sont permanentes. Malheureusement, la rumeur est vraie. La plupart des experts s'entendent pour dire qu'une fois que les cellules graisseuses sont créées, elles sont permanentes. Mais cela ne signifie pas pessimisme pour ceux d'entre nous qui pourraient supporter de perdre quelques kilos. Bien que les experts croient que les cellules adipeuses sont permanentes, ils s'entendent également sur le fait que les cellules adipeuses peuvent être réduites. Ainsi, même si le nombre de cellules graisseuses dans votre corps reste le même, votre taille, votre apparence et votre pourcentage de votre poids total peuvent être réduits.

Conseils et techniques

Il y a de fortes chances que vous ayez essayé d'augmenter votre métabolisme au moins une fois dans votre vie. Peut-être n'étiez-vous pas tout à fait sûr de ce qu'était un métabolisme, ou ne saviez-vous pas comment atteindre vos objectifs.

Vous avez peut-être commencé un programme d'exercices rigoureux de jogging et de tonification musculaire. Ou, il a commencé à manger plusieurs petites portions par jour, plutôt que trois grosses portions traditionnelles de la taille d'un repas. Peut-être avez-vous commencé à prendre toutes sortes de suppléments qui promettaient d'augmenter votre métabolisme.

Le fait est que toutes ces méthodes peuvent fonctionner.

Faire de l'exercice, manger de façon

stratégique et s'assurer que votre corps a des suppléments adéquats pour le catabolisme sont trois des nombreuses idées de perte de poids qui sont généralement bonnes.

Alors quel est le problème ?

Le problème, c'est que beaucoup d'entre nous n'ont pas une véritable compréhension scientifique de ce que ces méthodes stimulent le métabolisme, comment et pourquoi.

Par exemple, une personne peut commencer un programme d'exercices vigoureux qui comprend des mouvements aérobiques cardiovasculaires importants, comme le jogging ou le cyclisme. Après une semaine, cette personne peut remarquer une perte de poids.

Mais est-ce dû à une augmentation du métabolisme ? Peut-être oui, peut-être non. Serait-ce dû à une perte d'eau par la transpiration qui n'a pas été correctement remplacée ? Peut-être oui, peut-être non.

Beaucoup de gens risquent leur santé parce qu'ils ne comprennent pas les conseils, les stratégies et les techniques pour améliorer leur métabolisme. La publication en ligne populaire et largement respectée i-Village met en évidence 11 moyens clés d'accélérer le métabolisme. Pour en faciliter la présentation et la discussion, nous avons regroupé ces 11 idées clés en 3 grandes catégories :

- ✓ Exercice
- ✓ Style de vie
- ✓ Alimentation

Au fur et à mesure que vous passerez en revue chacun des 11 points clés, vous remarquerez qu'il y a un certain chevauchement entre eux. Par exemple, il est difficile d'imaginer que l'introduction de l'exercice dans votre vie n'est pas un choix de vie.

Ne restez pas bloqué dans les catégories ; elles ne sont fournies que pour vous aider à organiser ces points, et pour vous aider à vous y référer facilement dans l'avenir. L'important est de comprendre chacun des 14 points et d'évaluer comment vous pouvez les intégrer de façon responsable dans votre vie.

Exercices

L'exercice est un élément important pour stimuler votre métabolisme et brûler des calories.

À moins que vous ne naissiez avec un de ces métabolismes anormalement actifs, qui vous permet de manger des milliers de calories par jour sans prendre de poids, vous êtes comme la grande majorité d'entre nous qui ont besoin de donner un petit coup de pied à nos métabolismes.

L'exercice cardiovasculaire (aérobie) est un élément important pour stimuler votre métabolisme. L'augmentation de la fréquence cardiaque, de la circulation sanguine, de la température corporelle et de l'apport d'oxygène ou d'échange de dioxyde de carbone envoient tous des messages à votre système métabolique pour déclencher le catabolisme (dégradation des cellules et leur utilisation comme source d'énergie).

➢ *Construire du muscle*

De nombreuses personnes, en particulier les femmes, se méfient d'un régime d'exercice qui peut mener au développement musculaire. Il ya une perception que la construction musculaire conduit à la masse musculaire, et dans un court laps de temps, vous aurez l'air d'un culturiste.

Tant que les femmes ne complètent pas leurs séances d'entraînement avec des suppléments spécifiques de musculation, il n'y a pas lieu de s'inquiéter, car la construction de muscle maigre ne les rendra pas plus volumineuses.

Mais pourquoi s'inquiéter de se muscler en premier lieu ?

Parce qu'une livre de muscle brûle plus de calories qu'une livre de graisse. Donc, plus vous avez de muscles, plus vous brûlez de calories. Tu n'as même pas besoin de faire quoi que ce soit. Vous brûlerez simplement plus de calories, parce que le muscle exige un plus grand investissement d'énergie.

Mais si vous construisez un muscle et que vous le laissez ensuite sans faire d'exercice, avec le temps, les fibres musculaires s'affaiblissent et vous perdrez cette merveilleuse usine qui brûle des calories.

> ## *Entraînement par intervalles*

Le principe de base de la perte de poids derrière l'exercice est le catabolisme.

Essentiellement, si vous pouvez concevoir votre corps pour qu'il ait besoin de plus d'énergie, votre corps remplira des cellules en décomposition pour le délivrer. Et le processus du métabolisme brûle des calories.

Donc, selon cette logique,

l'entraînement par intervalles s'inscrit dans le plan global. L'entraînement par intervalles consiste simplement à ajouter une composante à haute consommation d'énergie à votre plan d'exercice, de façon peu fréquente ou à intervalles réguliers.

Par exemple, si vous pouvez courir pendant 20 minutes tous les deux jours, vous augmentez votre métabolisme et brûlez des calories/énergie. Mais vous pouvez brûler plus de calories de façon disproportionnée si, pendant ces 20 minutes de jogging, vous ajoutez un sprint de 30 secondes ou d'une minute.

Pourquoi est-ce que c'est comme ça ? Parce que pendant ces 30 secondes ou 1 minute, vous donnez un petit choc à votre corps.

Ce n'est pas une secousse malsaine, mais assez pour que votre corps doive retourner les choses. Et pour compenser vos besoins énergétiques supplémentaires, votre corps brûlera plus de calories.

L'entraînement par intervalles ne fonctionne que lorsqu'il s'agit d'un entraînement par intervalles. Les avantages dont vous profitez grâce à l'entraînement par intervalles sont principalement dus au fait que votre corps a soudainement besoin de trouver plus d'énergie.

Au fur et à mesure que vous progressez et que vous répondez à vos besoins énergétiques pendant l'exercice cardiovasculaire, vous devez soudainement vous accrocher à autre chose pendant 30 secondes ou une minute ; et pendant cette période, cela stimulera encore plus votre métabolisme.

Si vous décidiez de prolonger votre sprint de 30 secondes ou d'une minute à 20 minutes, vous n'en ressentiriez tout simplement pas tous les avantages.

Oui, votre corps consommerait plus d'énergie s'il s'étendait à la plus grande portée de votre zone d'entraînement aérobique. Mais votre corps n'obtiendra pas nécessairement ce choc qui ne vient que de l'entraînement par intervalles.

Alors rappelez-vous : votre but avec l'entraînement par intervalles est de donner à votre corps une secousse saine où il se dit soudainement à lui-même :

"Whoa ! Nous avons besoin de plus d'énergie ici rapidement, cette personne a augmenté sa fréquence cardiaque de 180 battements par minute à 190 battements par minute. Nous nous rendons dans n'importe quelle cellule disponible, comme les cellules graisseuses à la taille, et nous les décomposons par catabolisme pour que cette personne puisse obtenir l'énergie dont elle a besoin.

L'entraînement par intervalles peut durer plus de 30 secondes ou une minute. Certains experts suggèrent que vous pouvez utiliser l'entraînement par intervalles pendant 30 à 40 minutes, selon votre état de santé et l'apparence de votre programme d'exercice global.

La raison pour laquelle nous nous concentrons sur un temps de 30 secondes à 1 minute est simplement pour que vous compreniez clairement que l'entraînement par intervalles est une sorte de mini entraînement dans un programme d'entraînement.

Et, comme toujours, n'en faites pas trop avec votre entraînement par intervalles. Votre objectif ici est d'être en meilleure santé et plus fort, et de perdre du poids dans ce processus.

Vous ne gagnez rien si vous courez si vite ou si vous roulez sur un vélo si dur pendant l'entraînement à des intervalles qui vous blessent. En fait, elle minera votre propre santé et vous devrez peut-être cesser de faire de l'exercice pendant que les muscles déchirés ou d'autres maux guérissent.

Variété d'exercices

Il existe des façons simples d'ajouter de la variété à votre programme d'exercices. En plus de l'entraînement par intervalles, vous pouvez diviser une routine plus longue en plus petites parties.

Par exemple, au lieu de s'engager à un entraînement de 1x1 heure par jour, il peut être divisé en entraînements de 2x30 minutes ; ou même 3x20 minutes d'entraînement.

Vous pouvez aussi faire plus d'exercice dans votre routine quotidienne en prenant l'escalier plutôt que l'ascenseur. Ou commencez la journée par une marche rapide au lieu d'un café et d'un journal. Au lieu de stationner près de l'entrée d'un immeuble, garez-vous aussi loin que possible et marchez.

Tous ces conseils offrent deux

avantages qui stimulent le métabolisme.

Tout d'abord, vous pouvez rendre l'exercice plus amusant. Bien qu'il soit important d'avoir une routine d'exercice, ce n'est pas une bonne idée d'avoir une routine d'exercice ennuyeuse, car les chances d'arrêter sont alors beaucoup plus grandes.

Par conséquent, l'ajout de ces nouveaux éléments à votre engagement global à l'égard de l'exercice vous encourage simplement à vous en tenir au programme. Et comme l'exercice est une partie essentielle de la stimulation de votre métabolisme, toute technique ou conseil qui vous aide à continuer à faire de l'exercice à long terme est un bon conseil.

Le deuxième avantage important de la variété dans votre programme d'exercices nous ramène au concept de l'entraînement par intervalles, dont il a été question plus haut.

Lorsque vous ajoutez de la variété à votre entraînement, votre corps ne peut pas entrer dans un sillon. Rappelez-vous, le corps est un travail remarquable, et vous vous efforcerez toujours de faire les choses efficacement.

Naturellement, l'état général de votre santé, qui peut être influencé par des facteurs génétiques et d'autres facteurs indépendants de votre volonté, jouera un rôle dans l'efficacité de votre corps.

Mais peu importe comment votre corps est uni, vous voulez faire les choses aussi efficacement que possible. Ainsi, lorsque vous commencez à faire de l'exercice, votre corps développe une attente de production d'énergie. Il ne le fait pas pour être paresseux, il le fait parce que c'est efficace. Si votre corps commence à prédire que vous avez besoin d'une certaine quantité d'énergie pour faire un jogging de 20 minutes, mais que vous courez ensuite pendant 2 minutes, suivies de 5 minutes de marche, 2 minutes de jogging et 1 minute de course à pleine vitesse, votre corps peut avoir besoin de beaucoup d'énergie pour vous y aider.

Par conséquent, il se peut que vous soyez essoufflé ou fatigué alors que votre corps s'efforce de répondre à cette demande accrue. Naturellement, le catabolisme sera impliqué et le métabolisme de votre corps augmentera.

Mais avec le temps, peut-être un mois ou plus, votre corps deviendra simplement plus efficace. Elle deviendra plus forte et sera en mesure de répondre à ses besoins énergétiques de manière beaucoup plus efficace. Votre santé s'est améliorée et votre corps doit travailler moins pour répondre à vos besoins énergétiques.

Ironiquement, cela peut en fait masquer vos efforts pour stimuler le métabolisme, parce que vous voulez que votre corps commence le processus de catabolisme, mais si votre corps fonctionne efficacement, il ne va pas creuser dans vos réserves (par exemple, les cellules graisseuses) afin de vous fournir l'énergie nécessaire.

L'astuce consiste donc à varier vos séances d'entraînement. Beaucoup de gens choisissent la formation polyvalente. Il cible différents groupes musculaires, mais empêche votre corps de trouver un sillon à travers lequel il a essayé de vous aider à ralentir votre métabolisme.

Souviens-toi, ton corps ne lit pas des livres comme ça. Ce n'est pas nécessaire, et il s'en fiche. Vous n'avez aucune idée qu'un métabolisme plus rapide est "bon" ou "mauvais".

Votre mode de vie

L'équilibre entre le travail, la famille, les loisirs et d'autres engagements signifie souvent que notre mode de vie n'est pas tant un choix qu'une nécessité, mais que nous pouvons faire de petites choses qui aident à accélérer notre métabolisme.

Connaissez-vous des gens qui choisissent des repas faibles en gras et en calories, qui sont très disciplinés lorsqu'il s'agit de résister au gâteau aux noix spécial du chef en dessert, et qui demandent un verre ou deux de vin avec leur repas ?

Ces personnes minent leurs efforts pour stimuler leur métabolisme.

Des études montrent que la consommation d'alcool pendant les repas favorise en fait la suralimentation, ce qui signifie plus de calories qui doivent être brûlées ou transformées en graisses.

Beaucoup de gens ne savent tout simplement pas que de nombreuses boissons alcoolisées sont riches en calories, presque autant que les boissons gazeuses sucrées.

Une bouteille de bière ou un cocktail représente quelques centaines de calories. Le vin, c'est moins, mais c'est quand même un apport calorique. Le conseil ici n'est pas d'arrêter complètement de boire de l'alcool, mais d'être conscient que vous augmentez votre apport calorique.

> ### *Repose-toi*

La plupart d'entre nous n'ont pas autant de contrôle sur la quantité de sommeil qu'ils le devraient. Le travail, la famille, l'éducation, les tâches ménagères et bien d'autres tâches peuvent littéralement nous empêcher de dormir le temps dont nous avons besoin.

Les experts nous disent qu'un sommeil

suffisant améliore le métabolisme. Les personnes qui sont constamment privées de sommeil trouvent généralement qu'elles ont moins d'énergie pour effectuer leurs activités quotidiennes et régulières.

Par conséquent, les personnes privées de sommeil réduisent souvent leur propre métabolisme. Ils n'ont tout simplement pas la force de décomposer efficacement les aliments, particulièrement les glucides. C'est un sujet très difficile, parce que beaucoup de gens ne peuvent trouver le temps de faire de l'exercice qu'en empruntant leur temps de repos.

Par exemple, après une longue journée de travail et des obligations familiales et domestiques, une personne peut constater que le seul moment où elle doit faire de l'exercice est tard le soir. Alors que devrait-il faire ?

En fin de compte, c'est une question d'équilibre. Naturellement, si vous êtes prêt à faire de l'exercice et que votre médecin est d'accord pour dire que c'est sain pour vous, alors vous ne serez pas en forme en dormant au lieu de faire de l'exercice.

Cependant, si vous volez du temps de votre sommeil pour faire de l'exercice, vous pouvez faire plus de mal que de bien, car le lendemain, vous n'aurez pas assez d'énergie pour digérer ce que vous mangez. La réponse à ce cercle vicieux est dans l'équilibre.

Vous n'avez pas besoin de faire de l'exercice tous les soirs. Ou peut-être pouvez-vous intégrer une séance d'entraînement dans votre vie durant la journée, peut-être à l'heure du déjeuner ou juste après le travail.

La plupart des gymnases sont ouverts très tôt, certains sont même ouverts 24 heures sur 24. Vous pouvez également vous procurer de l'équipement de conditionnement physique pour votre maison et y faire de l'exercice.

Si vous avez de la difficulté à dormir, cela peut aussi affecter négativement la vitesse de votre métabolisme, car vous n'aurez pas assez d'énergie le lendemain. L'insomnie et d'autres troubles du sommeil sont des problèmes très courants.

Voici quelques conseils non médicaux pour vous aider à vous endormir :

- Ne mangez pas tard le soir.
- Essayez de boire du lait chaud avant d'aller au lit.
- N'allumez pas le téléviseur la nuit
- Essayez le yoga ou d'autres pratiques de relaxation du stress.
- Essayez de prendre un bain chaud avant d'aller au lit.
- Ne faites pas d'exercice près de l'heure du coucher, votre corps peut être tellement énergisé que vous ne voulez pas dormir.

Tu dois apprendre à te détendre

Nous avons brièvement noté le yoga dans la liste des choses à faire ci-dessus, et cela nous amène à une autre influence clé de son métabolisme, le stress.

Les experts croient que le stress peut envoyer des signaux indésirables à notre corps, des signaux qui mènent à un métabolisme plus lent. Essentiellement, lorsque le corps est soumis à un stress constant, il libère des hormones de stress qui inondent le système. Ces hormones de stress disent en fait au corps de créer de plus grandes cellules graisseuses dans l'abdomen. Le résultat peut être un gain de poids et un ralentissement du métabolisme.

Certains soulageurs de stress sont faciles à utiliser :

✓ Marcher plus

✓ Écoutez de la musique relaxante

✓ Méditez

✓ Pratiquer le yoga

✓ Mangez des aliments non stimulants (p. ex., sans caféine, sans sucre, etc.).

✓ Se recentrer sur soi et se déstresser

Par conséquent, il existe une relation entre la quantité de stress que vous ressentez et votre capacité à décomposer les cellules et à perdre du poids.

Si vous ne voulez pas vous détendre parce que vous n'avez pas le temps, votre vie stressée joue probablement un rôle dans votre gain de poids ou dans votre incapacité à perdre du poids.

➢ **_Uniquement pour les femmes_**

Les scientifiques ont déterminé que la période de 2 semaines avant les menstruations est une période de combustion des graisses de première qualité. Des études australiennes ont montré que les femmes étaient capables de brûler jusqu'à 30 % plus de graisse au cours des deux semaines précédant leurs règles.

À l'heure actuelle, la production d'œstrogènes et de progestérone par l'organisme de la femme n'a jamais été aussi élevée. Parce que ces hormones disent au corps d'utiliser la graisse comme source d'énergie, l'exercice pendant cette période peut vraiment en valoir la peine. Le corps sera enclin à rechercher des cellules graisseuses pour le catabolisme.

Ne détestez pas les calories

Le mot calorie a mauvaise réputation. Nous sommes constamment confrontés à des aliments à faible teneur en calories ou à teneur réduite en calories.

Les calories provenant du gâteau sont des calories vides, ce qui signifie qu'il n'y a pas de valeur nutritionnelle réelle que votre corps peut extraire et dont il peut profiter. Mais dans l'ensemble, il n'est pas sage pour votre métabolisme de devenir un évadeur de calories.

Si vous diminuez soudainement la quantité de calories que vous consommez, votre corps n'essaiera pas d'en faire plus avec moins. Il ne provoquera pas nécessairement le catabolisme et réduira donc le poids et les cellules graisseuses. Au lieu de cela, votre corps essaiera de vous garder en vie en ralentissant votre métabolisme. Il croira que quelque chose ne va pas, peut-être que tu es piégé quelque part sans nourriture, et qu'il commencera à devenir vraiment bon marché avec l'énergie.

Quel est le résultat final ? Si votre corps a besoin de 2000 calories par jour pour survivre et qu'il ne vous en donne soudainement que 1000, vous ne commencerez pas à brûler 1000 calories des cellules que vous avez dans vos poignées d'amour.

Au lieu de cela, votre corps ralentira votre métabolisme. Vous essaierez vraiment d'obtenir autant d'énergie que possible de ces 1000 calories, parce que vous ne voulez rien gaspiller.

Vous vous sentirez plus fatigué parce que votre corps est si avide d'énergie et vous consacrerez votre ration de 1000 calories à des systèmes essentiels comme l'approvisionnement en sang et en oxygène.

Métaboliquement, vous ne brûlerez pas de calories supplémentaires. En fait, vous pouvez prendre du poids en réduisant considérablement votre apport calorique.

Le revers de la médaille est que vous devriez consommer un apport calorique quotidien proportionnel à votre taille corporelle, à votre type et à vos objectifs de perte de poids.

Une fois que vous avez déterminé la quantité de calories dont vous avez besoin, vous pouvez les fournir à votre corps grâce à des calories saines et efficaces. Par exemple, si votre corps a besoin de 1500 calories par jour et qu'une tranche de gâteau au chocolat double en fournit 500, vous pouvez voir que manger une seule tranche occupera un tiers de vos besoins caloriques quotidiens, ce qui n'est pas bon.

D'autre part, vous pouvez voir que boire un fruit tendre savoureux fait avec du yogourt et des noix peut fournir la moitié des calories, mais il vous fournit des nutriments essentiels, des vitamines et autres éléments dont votre corps a besoin pour faire son travail d'une manière saine.

Manger plusieurs fois dans la journée

Après la discussion sur les calories, il est également utile de garder à l'esprit que manger fréquemment pendant la journée peut être très bon pour stimuler le métabolisme. Il y a deux raisons à cela.

La première raison est que les gens qui ont tendance à manger toute la journée font beaucoup moins de collations. Par conséquent, ils ont tendance à éviter les frites ou les barres chocolatées qu'ils pourraient manger s'ils avaient soudainement faim.

Les personnes qui mangent toute la journée n'ont pas tendance à ressentir de fortes douleurs de faim parce qu'elles ont un flux constant de nourriture qui entre dans le corps.

La deuxième raison est qu'en mangeant toute la journée, vous maintenez constamment votre métabolisme en mouvement. C'est comme si un générateur fonctionnait tout le temps. Il consommera plus d'électricité que si vous l'allumiez trois fois par jour.

Si vous prévoyez manger plus souvent, vous devriez tenir un journal alimentaire qui consigne ce que vous mangez et buvez tout au long de la journée.

Vous devriez connaître les niveaux caloriques de ce que vous mangez ainsi que les valeurs nutritionnelles globales.

Se concentrer sur les calories, c'est la moitié du travail. Vous devez vous assurer que vous mangez suffisamment de protéines, de glucides, de graisses insaturées et d'autres vitamines et minéraux dont votre corps a besoin pour fonctionner de façon optimale.

> ***Mangez plus tôt***

Le petit déjeuner est le repas le plus important de la journée pour stimuler votre métabolisme et vous aider à perdre du poids. Les petits déjeuners sont beaucoup moins enclins à manger des collations toute la matinée. Bien sûr, si vous mangez plus souvent, vous pouvez toujours manger quelque chose entre le petit déjeuner et le déjeuner.

Des études ont montré que le métabolisme ralentit pendant le sommeil et ne fonctionne normalement plus jusqu'à ce que vous mangiez. Par conséquent, commencer la journée avec le petit-déjeuner, c'est comme commencer le métabolisme. En fait, vous brûlerez plus de calories tout au long de la journée, simplement en prenant votre petit déjeuner.

N'oubliez pas qu'en prenant votre petit déjeuner, contrôlez les portions et le contenu. Vous ne voulez pas manger au point d'être complètement rassasié, parce que vous voulez manger toute la journée et vous ne pourrez pas le faire si c'est plein.

En même temps, méfiez-vous des petits déjeuners riches en gras. Des études ont montré que les petits déjeuners riches en matières grasses, comme ceux qui comprennent du bacon et des saucisses, non seulement ajoutent beaucoup de calories, mais aussi vous donnent faim, très bientôt. En plus d'avoir ingéré une grande quantité de matières grasses et de calories, vous aurez généralement de nouveau faim en quelques heures.

Alternativement, les petits déjeuners riches en fibres prennent plus de temps à digérer et, par conséquent, le corps n'aura plus faim pendant un certain temps.

C'est quelque chose qu'il faut garder à l'esprit ; et cela peut expliquer pourquoi de nombreuses personnes qui prennent leur petit déjeuner se retrouvent très affamées à l'heure du déjeuner. Ce n'est pas votre "métabolisme hyperactif" au travail, c'est la haute teneur en matières grasses, qui a été rapidement digérée.

Protéines

Des études ont montré qu'avoir la bonne quantité de protéines dans votre système peut en fait augmenter la vitesse de votre métabolisme. Il a besoin de plus d'énergie pour décomposer les protéines que de nombreux autres aliments. Plus votre corps met du temps à décomposer les protéines, plus vous consommerez de calories.

Différentes personnes auront besoin de différentes quantités de protéines sur une base quotidienne. Ceux qui font de l'exercice et construisent des muscles auront normalement besoin de plus que la quantité moyenne.

Le Guide alimentaire de l'USFDA suggère environ 50 grammes de protéines par jour pour un adulte raisonnablement actif.

N'oubliez pas que certaines sources de protéines sont aussi des sources de gras. Les hamburgers de restauration rapide peuvent fournir jusqu'à 20 grammes de protéines, mais ils fournissent aussi une grande quantité de gras, ce qui les rend presque inutiles sur le plan nutritionnel. Assurez-vous que votre source de protéines provient de protéines maigres. Typiquement, les protéines de certains poissons et poulets sont maigres.

Si vous êtes végétarien ou si vous recherchez simplement des substituts protéinés maigres sans viande, le fromage faible en gras, les légumineuses (lentilles) et le yogourt sont de bonnes sources. Il suffit de vérifier les étiquettes des aliments pour déterminer si la source de protéines est maigre ou grasse.

> ### Glucides

Lorsque l'organisme digère les glucides, il a besoin de pics d'insuline. Lorsque l'insuline est libérée dans le système, elle favorise le stockage des graisses et certains experts pensent qu'elle ralentit également le métabolisme.

Les bons types de glucides à manger sont ceux qui sont riches en fibres et ceux qui proviennent de sources de fruits et légumes. Ces sources de glucides n'ont pas un indice glycémique élevé, elles ne provoquent donc pas d'augmentation des niveaux d'insuline et ne favorisent donc pas le stockage des graisses.

Conclusion

Félicitations. Félicitations. Félicitations. Vous en savez plus sur le métabolisme et la façon d'augmenter le taux métabolique que la plupart des gens. Vous avez appris que le métabolisme est un processus et non une partie du corps.

Il harmonise deux fonctions essentielles de l'organisme : la transformation des aliments en cellules/tissus et la décomposition des cellules pour fournir de l'énergie. Nous avons appris que le premier processus est connu sous le nom d'anabolisme, et le second sous le nom de catabolisme.

En fait, c'est ce dernier processus qui influence notre capacité à perdre du poids et à l'empêcher d'augmenter à nouveau.

Et au-delà des principes biologiques fondamentaux, nous avons également appris les 3 aspects intégrés de l'accélération du métabolisme et de la perte de poids, de l'exercice, du mode de vie et de l'alimentation. Et dans chacune de ces 3 catégories, il y avait un total de 11 façons importantes, pratiques et relativement faciles de stimuler votre métabolisme.

Le moment est venu d'agir. La prochaine étape pour stimuler votre métabolisme dépend de vous. Bonne chance, amusez-vous et profitez d'une vie meilleure et plus mince.

Rappelez-vous simplement que tout ne se passera pas du jour au lendemain et qu'il vous faudra du temps avant de voir un changement dans votre vie pour le mieux.

Maintenant oui, je vous souhaite le meilleur dans vos résultats, et rappelez-vous que tout est pratique ; la théorie sans l'action ne vous est d'aucune utilité. Il apporte tout ce que vous apprenez dans la vie réelle.

Un gros câlin, ton amie Jessy !

D'ailleurs, lorsque vous obtiendrez vos résultats petit à petit, je vous recommande vivement, si vous voulez en savoir plus sur les méthodes de perte de poids, mon livre sur "COMMENT PERDRE 10 LIVRES DE POIDS EN 10 JOURS RAPIDEMENT", est un livre qui je suis sûr vous aidera beaucoup sur votre chemin vers "bonne santé".

Sans plus attendre, vous pouvez le trouver dans le moteur de recherche Amazon, comme : "Comment perdre 10 livres de poids en 10 jours rapidement" ou chercher mon nom, comme : "Jessy M. Brown".... Encore une fois, je vous souhaite beaucoup de succès dans vos résultats !